Dieses Buch gehört:

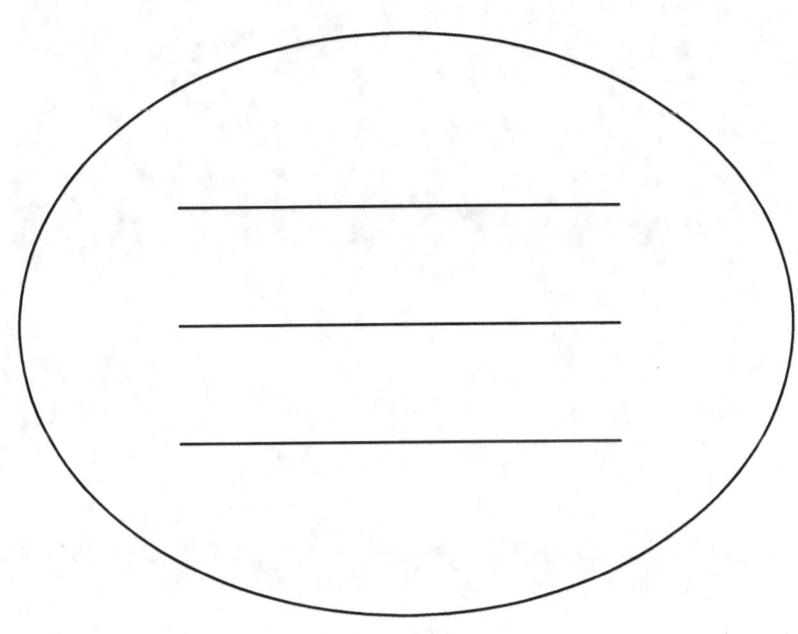

MEINE MOTIVATION

KÖRPERMAßE

	VORHER	ZIEL	NACHHER
BRUST			
OBERARM			
TAILLE			
HÜFTE			
OBERSCHENKEL			
UNTERSCHENKEL			
GEWICHT			

GRÖßE _________

BMI _________

MUSKELMASSE _________

KÖRPERFETT _________

KNOCHENMASSE _________

KÖRPERWASSER _________

GRUNDUMSATZ _________

1 2 3 4 5 6 7 8 9 10 11 12 13 14 15 16 17 18 19 20 21 22 23 24 25 26 27 28 29 30 31 32 33 34 35 36 37 38 39 40 41 42 43 44 45 46 47 48 49 50 51 52 53 54 55 56 57 58 59 60 61 62 63 64 65 66 67 68 69 70 71 72 73 74 75 76 77 78 79 80 81 82 83 84 85 86 87 88 89 90

TAG

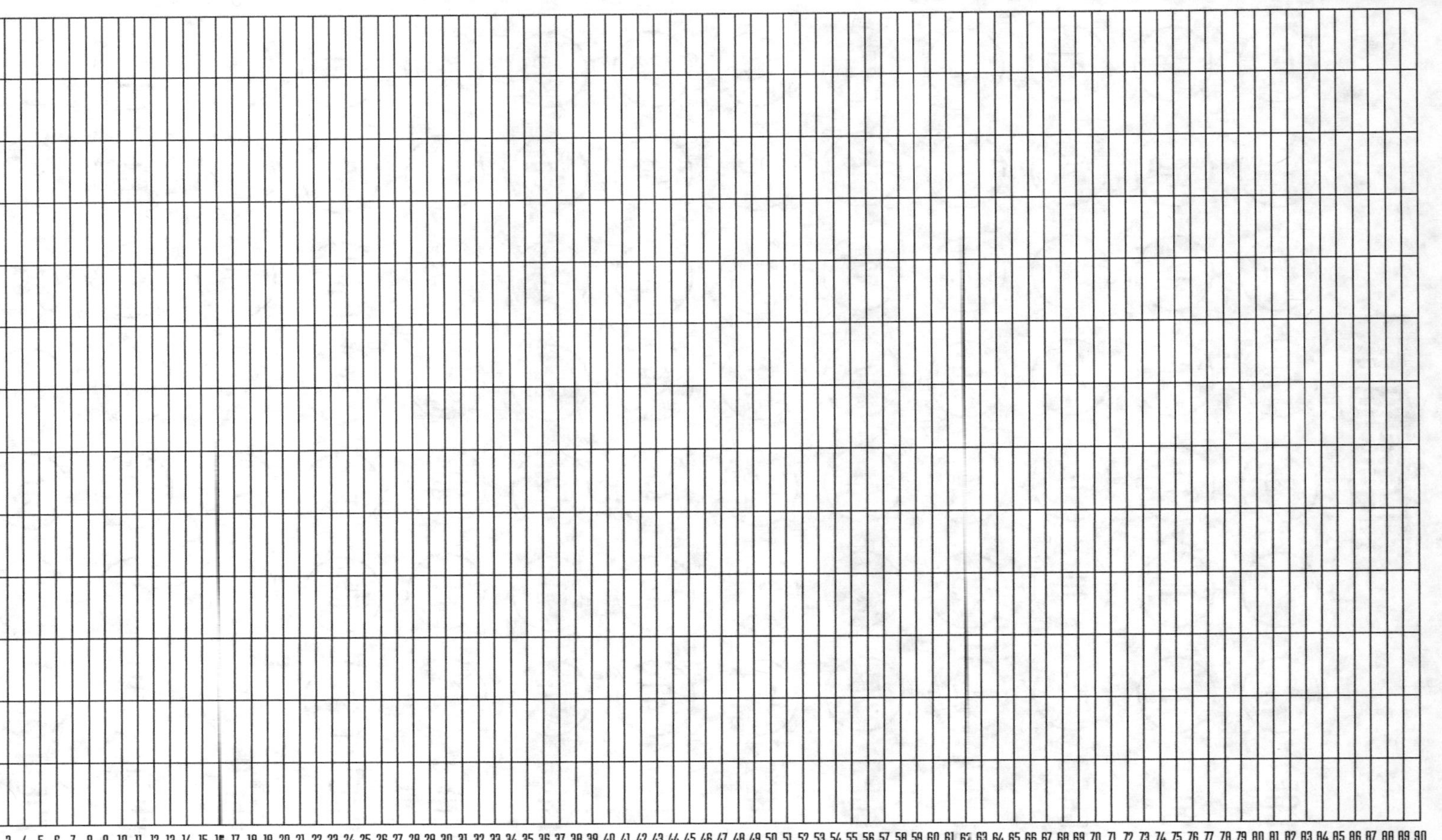
1 2 3 4 5 6 7 8 9 10 11 12 13 14 15 16 17 18 19 20 21 22 23 24 25 26 27 28 29 30 31 32 33 34 35 36 37 38 39 40 41 42 43 44 45 46 47 48 49 50 51 52 53 54 55 56 57 58 59 60 61 62 63 64 65 66 67 68 69 70 71 72 73 74 75 76 77 78 79 80 81 82 83 84 85 86 87 88 89 90
TAG

ÜBERSICHT

WOCHE 1   1   2   3   4   5   6   7
WOCHE 2   8   9   10   11   12   13   14
WOCHE 3   15   16   17   18   19   20   21
WOCHE 4   22   23   24   25   26   27   28
WOCHE 5   29   30   31   32   33   34   35
WOCHE 6   36   37   38   39   40   41   42
WOCHE 7   43   44   45   46   47   48   49
WOCHE 8   50   51   52   53   54   55   56
WOCHE 9   57   58   59   60   61   62   63
WOCHE 10   64   65   66   67   68   69   70
WOCHE 11   71   72   73   74   75   76   77
WOCHE 12   78   79   80   81   82   83   84
WOCHE 13   85   86   87   88   89   90

"Das Geheimnis des ERFOLGS ist ANZUFANGEN"

- Mark Twain -

<table>
<tr><td colspan="4" align="center">TAG 1　　DATUM ___________</td></tr>
</table>

FRÜHSTÜCK	MITTAGESSEN	ABENDESSEN	SNACKS
kcal	kcal	kcal	kcal
			GETRÄNKE

GESAMTKALORIEN ___________

5	6	7	8	9	10	11	12	13	14	15	17	18	19	20	21	22

(F) FRÜHSTÜCK　　(M) MITTAGESSEN　　(A) ABENDESSEN　　(S) SNACKS

SPORT-BEWEGUNG-FITNESS	SETS-STRECKE	DAUER

SCHRITTE ___________　　♥ Ø HERZFREQUENZ ___________

STRECKE ___________　　GEWICHT ___________

ETAGEN ___________　　Z^z^z SCHLAFDAUER ___________

ZUFRIEDEN

GEMÜTSZUSTAND

TAG 2   DATUM __________

FRÜHSTÜCK	MITTAGESSEN	ABENDESSEN	SNACKS
kcal	kcal	kcal	kcal
			GETRÄNKE

GESAMTKALORIEN __________

| 5 | 6 | 7 | 8 | 9 | 10 | 11 | 12 | 13 | 14 | 15 | 17 | 18 | 19 | 20 | 21 | 22 |

(F) FRÜHSTÜCK   (M) MITTAGESSEN   (A) ABENDESSEN   (S) SNACKS

SPORT-BEWEGUNG-FITNESS	SETS-STRECKE	DAUER

👣 SCHRITTE __________   ❤ Ø HERZFREQUENZ __________

📍 STRECKE __________   ⚖ GEWICHT __________

ETAGEN __________   Zᶻ SCHLAFDAUER __________

ZUFRIEDEN

👍 👎

GEMÜTSZUSTAND

☺ ☺ ☺ ☺ ☺ ☺ ☹ 😠

<table>
<tr><td colspan="4" align="center">■ **TAG 3** ■   DATUM ___________</td></tr>
</table>

FRÜHSTÜCK	MITTAGESSEN	ABENDESSEN	SNACKS
kcal	kcal	kcal	kcal
			GETRÄNKE

GESAMTKALORIEN ___________

5	6	7	8	9	10	11	12	13	14	15	17	18	19	20	21	22

(F) FRÜHSTÜCK   (M) MITTAGESSEN   (A) ABENDESSEN   (S) SNACKS

SPORT-BEWEGUNG-FITNESS	SETS-STRECKE	DAUER

SCHRITTE ___________   ∅ HERZFREQUENZ ___________

STRECKE ___________   GEWICHT ___________

ETAGEN ___________   SCHLAFDAUER ___________

ZUFRIEDEN   **GEMÜTSZUSTAND**

TAG 4   DATUM __________

FRÜHSTÜCK	MITTAGESSEN	ABENDESSEN	SNACKS
kcal	kcal	kcal	kcal
			GETRÄNKE

GESAMTKALORIEN __________

| 5 | 6 | 7 | 8 | 9 | 10 | 11 | 12 | 13 | 14 | 15 | 17 | 18 | 19 | 20 | 21 | 22 |

(F) FRÜHSTÜCK   (M) MITTAGESSEN   (A) ABENDESSEN   (S) SNACKS

SPORT-BEWEGUNG-FITNESS	SETS-STRECKE	DAUER

SCHRITTE __________   Ø HERZFREQUENZ __________

STRECKE __________   GEWICHT __________

ETAGEN __________   SCHLAFDAUER __________

ZUFRIEDEN

GEMÜTSZUSTAND

TAG 5 DATUM ____________

FRÜHSTÜCK	MITTAGESSEN	ABENDESSEN	SNACKS
kcal	kcal	kcal	kcal
			GETRÄNKE

GESAMTKALORIEN ____________

5	6	7	8	9	10	11	12	13	14	15	17	18	19	20	21	22

(F) FRÜHSTÜCK   (M) MITTAGESSEN   (A) ABENDESSEN   (S) SNACKS

SPORT-BEWEGUNG-FITNESS	SETS-STRECKE	DAUER

SCHRITTE ____________ Ø HERZFREQUENZ ____________

STRECKE ____________ GEWICHT ____________

ETAGEN ____________ SCHLAFDAUER ____________

ZUFRIEDEN

GEMÜTSZUSTAND

TAG 6 DATUM __________

FRÜHSTÜCK	MITTAGESSEN	ABENDESSEN	SNACKS
kcal	kcal	kcal	kcal
			GETRÄNKE

GESAMTKALORIEN __________

| 5 | 6 | 7 | 8 | 9 | 10 | 11 | 12 | 13 | 14 | 15 | 17 | 18 | 19 | 20 | 21 | 22 |

Ⓕ FRÜHSTÜCK   Ⓜ MITTAGESSEN   Ⓐ ABENDESSEN   Ⓢ SNACKS

SPORT-BEWEGUNG-FITNESS	SETS-STRECKE	DAUER

👣 SCHRITTE __________   ♥ Ø HERZFREQUENZ __________

📍 STRECKE __________   ⚖ GEWICHT __________

⌁ ETAGEN __________   Zᶻᶻ SCHLAFDAUER __________

ZUFRIEDEN

👍 👎

GEMÜTSZUSTAND

<table>
<thead>
<tr><th>TAG 7</th><th colspan="3">DATUM __________</th></tr>
</thead>
</table>

FRÜHSTÜCK	MITTAGESSEN	ABENDESSEN	SNACKS
kcal	kcal	kcal	kcal
			GETRÄNKE

GESAMTKALORIEN __________

| 5 | 6 | 7 | 8 | 9 | 10 | 11 | 12 | 13 | 14 | 15 | 17 | 18 | 19 | 20 | 21 | 22 |

(F) FRÜHSTÜCK   (M) MITTAGESSEN   (A) ABENDESSEN   (S) SNACKS

SPORT-BEWEGUNG-FITNESS	SETS-STRECKE	DAUER

SCHRITTE __________   Ø HERZFREQUENZ __________

STRECKE __________   GEWICHT __________

ETAGEN __________   SCHLAFDAUER __________

ZUFRIEDEN

GEMÜTSZUSTAND

TAG 8　　DATUM ___________

FRÜHSTÜCK	MITTAGESSEN	ABENDESSEN	SNACKS
kcal	kcal	kcal	kcal
			GETRÄNKE

GESAMTKALORIEN ___________

| 5 | 6 | 7 | 8 | 9 | 10 | 11 | 12 | 13 | 14 | 15 | 17 | 18 | 19 | 20 | 21 | 22 |

Ⓕ FRÜHSTÜCK　　Ⓜ MITTAGESSEN　　Ⓐ ABENDESSEN　　Ⓢ SNACKS

SPORT-BEWEGUNG-FITNESS	SETS-STRECKE	DAUER

SCHRITTE ___________　　　　♥ ⌀HERZFREQUENZ ___________

STRECKE ___________　　　　GEWICHT ___________

ETAGEN ___________　　　　Zᶻ SCHLAFDAUER ___________

ZUFRIEDEN　　　　　　　GEMÜTSZUSTAND

FRÜHSTÜCK	MITTAGESSEN	ABENDESSEN	SNACKS
kcal	kcal	kcal	kcal
			GETRÄNKE

GESAMTKALORIEN __________

| 5 | 6 | 7 | 8 | 9 | 10 | 11 | 12 | 13 | 14 | 15 | 17 | 18 | 19 | 20 | 21 | 22 |

(F) FRÜHSTÜCK (M) MITTAGESSEN (A) ABENDESSEN (S) SNACKS

SPORT-BEWEGUNG-FITNESS	SETS-STRECKE	DAUER

SCHRITTE __________   ∅HERZFREQUENZ __________

STRECKE __________   GEWICHT __________

ETAGEN __________   SCHLAFDAUER __________

ZUFRIEDEN

GEMÜTSZUSTAND

TAG 10 DATUM __________

FRÜHSTÜCK	MITTAGESSEN	ABENDESSEN	SNACKS
kcal	kcal	kcal	kcal
			GETRÄNKE

GESAMTKALORIEN __________

5	6	7	8	9	10	11	12	13	14	15	17	18	19	20	21	22

(F) FRÜHSTÜCK   (M) MITTAGESSEN   (A) ABENDESSEN   (S) SNACKS

SPORT-BEWEGUNG-FITNESS	SETS-STRECKE	DAUER

SCHRITTE __________   ∅ HERZFREQUENZ __________

STRECKE __________   GEWICHT __________

ETAGEN __________   SCHLAFDAUER __________

ZUFRIEDEN

GEMÜTSZUSTAND

<table>
<tr><td colspan="7">TAG 11   DATUM ___________</td></tr>
</table>

FRÜHSTÜCK	MITTAGESSEN	ABENDESSEN	SNACKS
kcal	kcal	kcal	kcal
			GETRÄNKE

GESAMTKALORIEN ___________

5	6	7	8	9	10	11	12	13	14	15	17	18	19	20	21	22

(F) FRÜHSTÜCK   (M) MITTAGESSEN   (A) ABENDESSEN   (S) SNACKS

SPORT-BEWEGUNG-FITNESS	SETS-STRECKE	DAUER

👣 SCHRITTE ___________   ❤ ØHERZFREQUENZ ___________

📍 STRECKE ___________   ⚖ GEWICHT ___________

ETAGEN ___________   Zᶻᶻ SCHLAFDAUER ___________

ZUFRIEDEN

👍 👎

GEMÜTSZUSTAND

☺ 😀 😄 😋 😛 😕 ☹ 😣

TAG 12   DATUM ___________

FRÜHSTÜCK	MITTAGESSEN	ABENDESSEN	SNACKS
kcal	kcal	kcal	kcal
			GETRÄNKE

GESAMTKALORIEN ___________

5 6 7 8 9 10 11 12 13 14 15 17 18 19 20 21 22

Ⓕ FRÜHSTÜCK   Ⓜ MITTAGESSEN   Ⓐ ABENDESSEN   Ⓢ SNACKS

SPORT-BEWEGUNG-FITNESS	SETS-STRECKE	DAUER

SCHRITTE ___________   ∅ HERZFREQUENZ ___________

STRECKE ___________   GEWICHT ___________

ETAGEN ___________   SCHLAFDAUER ___________

ZUFRIEDEN   GEMÜTSZUSTAND

FRÜHSTÜCK	MITTAGESSEN	ABENDESSEN	SNACKS
kcal	kcal	kcal	kcal
			GETRÄNKE

GESAMTKALORIEN __________

5	6	7	8	9	10	11	12	13	14	15	17	18	19	20	21	22

Ⓕ FRÜHSTÜCK Ⓜ MITTAGESSEN Ⓐ ABENDESSEN Ⓢ SNACKS

SPORT-BEWEGUNG-FITNESS	SETS-STRECKE	DAUER

SCHRITTE __________   Ø HERZFREQUENZ __________

STRECKE __________   GEWICHT __________

ETAGEN __________   SCHLAFDAUER __________

ZUFRIEDEN

GEMÜTSZUSTAND

TAG 14 DATUM __________

FRÜHSTÜCK	MITTAGESSEN	ABENDESSEN	SNACKS
kcal	kcal	kcal	kcal
			GETRÄNKE

GESAMTKALORIEN __________

| 5 | 6 | 7 | 8 | 9 | 10 | 11 | 12 | 13 | 14 | 15 | 17 | 18 | 19 | 20 | 21 | 22 |

Ⓕ FRÜHSTÜCK   Ⓜ MITTAGESSEN   Ⓐ ABENDESSEN   Ⓢ SNACKS

SPORT-BEWEGUNG-FITNESS	SETS-STRECKE	DAUER

SCHRITTE __________   Ø HERZFREQUENZ __________

STRECKE __________   GEWICHT __________

ETAGEN __________   SCHLAFDAUER __________

ZUFRIEDEN

GEMÜTSZUSTAND

FRÜHSTÜCK	MITTAGESSEN	ABENDESSEN	SNACKS
kcal	kcal	kcal	kcal
			GETRÄNKE

GESAMTKALORIEN ___________

5	6	7	8	9	10	11	12	13	14	15	17	18	19	20	21	22

(F) FRÜHSTÜCK   (M) MITTAGESSEN   (A) ABENDESSEN   (S) SNACKS

SPORT-BEWEGUNG-FITNESS	SETS-STRECKE	DAUER

SCHRITTE ___________   ♥ ⌀HERZFREQUENZ ___________

STRECKE ___________   ⚖ GEWICHT ___________

ETAGEN ___________   Z^z SCHLAFDAUER ___________

ZUFRIEDEN

GEMÜTSZUSTAND

TAG 16   DATUM __________

FRÜHSTÜCK	MITTAGESSEN	ABENDESSEN	SNACKS
kcal	kcal	kcal	kcal
			GETRÄNKE
GESAMTKALORIEN __________			

5	6	7	8	9	10	11	12	13	14	15	17	18	19	20	21	22

(F) FRÜHSTÜCK   (M) MITTAGESSEN   (A) ABENDESSEN   (S) SNACKS

SPORT-BEWEGUNG-FITNESS	SETS-STRECKE	DAUER

SCHRITTE __________   Ø HERZFREQUENZ __________

STRECKE __________   GEWICHT __________

ETAGEN __________   SCHLAFDAUER __________

ZUFRIEDEN   **GEMÜTSZUSTAND**

TAG 17 DATUM __________

FRÜHSTÜCK	MITTAGESSEN	ABENDESSEN	SNACKS
kcal	kcal	kcal	kcal
			GETRÄNKE

GESAMTKALORIEN __________

5	6	7	8	9	10	11	12	13	14	15	17	18	19	20	21	22

(F) FRÜHSTÜCK (M) MITTAGESSEN (A) ABENDESSEN (S) SNACKS

SPORT-BEWEGUNG-FITNESS	SETS-STRECKE	DAUER

SCHRITTE __________ Ø HERZFREQUENZ __________

STRECKE __________ GEWICHT __________

ETAGEN __________ SCHLAFDAUER __________

ZUFRIEDEN

GEMÜTSZUSTAND

 DATUM __________

FRÜHSTÜCK	MITTAGESSEN	ABENDESSEN	SNACKS
kcal	kcal	kcal	kcal
			GETRÄNKE
GESAMTKALORIEN __________			

5	6	7	8	9	10	11	12	13	14	15	17	18	19	20	21	22

(F) FRÜHSTÜCK   (M) MITTAGESSEN   (A) ABENDESSEN   (S) SNACKS

SPORT-BEWEGUNG-FITNESS	SETS-STRECKE	DAUER

SCHRITTE __________   Ø HERZFREQUENZ __________

STRECKE __________   GEWICHT __________

ETAGEN __________   SCHLAFDAUER __________

ZUFRIEDEN

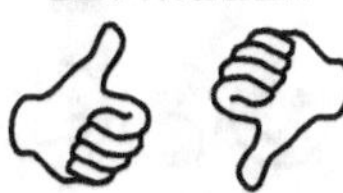

GEMÜTSZUSTAND

FRÜHSTÜCK	MITTAGESSEN	ABENDESSEN	SNACKS
kcal	kcal	kcal	kcal
			GETRÄNKE

GESAMTKALORIEN ___________

5	6	7	8	9	10	11	12	13	14	15	17	18	19	20	21	22

(F) FRÜHSTÜCK   (M) MITTAGESSEN   (A) ABENDESSEN   (S) SNACKS

SPORT-BEWEGUNG-FITNESS	SETS-STRECKE	DAUER

SCHRITTE ___________   Ø HERZFREQUENZ ___________

STRECKE ___________   GEWICHT ___________

ETAGEN ___________   SCHLAFDAUER ___________

ZUFRIEDEN

GEMÜTSZUSTAND

<table>
<tr><td colspan="5" align="center">TAG 20   DATUM __________</td></tr>
</table>

FRÜHSTÜCK	MITTAGESSEN	ABENDESSEN	SNACKS
kcal	kcal	kcal	kcal
			GETRÄNKE

GESAMTKALORIEN __________

5	6	7	8	9	10	11	12	13	14	15	17	18	19	20	21	22

(F) FRÜHSTÜCK   (M) MITTAGESSEN   (A) ABENDESSEN   (S) SNACKS

SPORT-BEWEGUNG-FITNESS	SETS-STRECKE	DAUER

SCHRITTE __________   Ø HERZFREQUENZ __________

STRECKE __________   GEWICHT __________

ETAGEN __________   SCHLAFDAUER __________

ZUFRIEDEN

GEMÜTSZUSTAND

FRÜHSTÜCK	MITTAGESSEN	ABENDESSEN	SNACKS
kcal	kcal	kcal	kcal
			GETRÄNKE

GESAMTKALORIEN ____________

5	6	7	8	9	10	11	12	13	14	15	17	18	19	20	21	22

Ⓕ FRÜHSTÜCK   Ⓜ MITTAGESSEN   Ⓐ ABENDESSEN   Ⓢ SNACKS

SPORT-BEWEGUNG-FITNESS	SETS-STRECKE	DAUER

SCHRITTE ____________   ⌀HERZFREQUENZ ____________

STRECKE ____________   GEWICHT ____________

ETAGEN ____________   SCHLAFDAUER ____________

ZUFRIEDEN

GEMÜTSZUSTAND

<table>
<tr><td colspan="2" align="center">TAG 22</td><td colspan="2">DATUM __________</td></tr>
</table>

FRÜHSTÜCK	MITTAGESSEN	ABENDESSEN	SNACKS
kcal	kcal	kcal	kcal
			GETRÄNKE

GESAMTKALORIEN __________

5	6	7	8	9	10	11	12	13	14	15	17	18	19	20	21	22

(F) FRÜHSTÜCK   (M) MITTAGESSEN   (A) ABENDESSEN   (S) SNACKS

SPORT-BEWEGUNG-FITNESS	SETS-STRECKE	DAUER

SCHRITTE __________   ♥ ∅ HERZFREQUENZ __________

STRECKE __________   GEWICHT __________

ETAGEN __________   Zᶻᶻ SCHLAFDAUER __________

ZUFRIEDEN   GEMÜTSZUSTAND

FRÜHSTÜCK	MITTAGESSEN	ABENDESSEN	SNACKS
kcal	kcal	kcal	kcal
			GETRÄNKE

GESAMTKALORIEN __________

5	6	7	8	9	10	11	12	13	14	15	17	18	19	20	21	22

(F) FRÜHSTÜCK   (M) MITTAGESSEN   (A) ABENDESSEN   (S) SNACKS

SPORT-BEWEGUNG-FITNESS	SETS-STRECKE	DAUER

SCHRITTE __________   ⌀ HERZFREQUENZ __________

STRECKE __________   GEWICHT __________

ETAGEN __________   SCHLAFDAUER __________

ZUFRIEDEN   **GEMÜTSZUSTAND**

TAG 24   DATUM ____________

FRÜHSTÜCK	MITTAGESSEN	ABENDESSEN	SNACKS
kcal	kcal	kcal	kcal
			GETRÄNKE

GESAMTKALORIEN ____________

5	6	7	8	9	10	11	12	13	14	15	17	18	19	20	21	22

Ⓕ FRÜHSTÜCK   Ⓜ MITTAGESSEN   Ⓐ ABENDESSEN   Ⓢ SNACKS

SPORT-BEWEGUNG-FITNESS	SETS-STRECKE	DAUER

SCHRITTE ____________   ∅ HERZFREQUENZ ____________

STRECKE ____________   GEWICHT ____________

ETAGEN ____________   Zᶻᶻ SCHLAFDAUER ____________

ZUFRIEDEN   GEMÜTSZUSTAND

TAG 25 DATUM __________

FRÜHSTÜCK	MITTAGESSEN	ABENDESSEN	SNACKS
kcal	kcal	kcal	kcal
			GETRÄNKE

GESAMTKALORIEN __________

5	6	7	8	9	10	11	12	13	14	15	17	18	19	20	21	22

(F) FRÜHSTÜCK (M) MITTAGESSEN (A) ABENDESSEN (S) SNACKS

SPORT-BEWEGUNG-FITNESS	SETS-STRECKE	DAUER

SCHRITTE __________   ∅ HERZFREQUENZ __________

STRECKE __________   GEWICHT __________

ETAGEN __________   SCHLAFDAUER __________

ZUFRIEDEN   GEMÜTSZUSTAND

TAG 26 DATUM __________

FRÜHSTÜCK	MITTAGESSEN	ABENDESSEN	SNACKS
kcal	kcal	kcal	kcal
			GETRÄNKE

GESAMTKALORIEN __________

| 5 | 6 | 7 | 8 | 9 | 10 | 11 | 12 | 13 | 14 | 15 | 17 | 18 | 19 | 20 | 21 | 22 |

(F) FRÜHSTÜCK   (M) MITTAGESSEN   (A) ABENDESSEN   (S) SNACKS

SPORT-BEWEGUNG-FITNESS	SETS-STRECKE	DAUER

SCHRITTE __________   ∅ HERZFREQUENZ __________

STRECKE __________   GEWICHT __________

ETAGEN __________   SCHLAFDAUER __________

ZUFRIEDEN

GEMÜTSZUSTAND

FRÜHSTÜCK	MITTAGESSEN	ABENDESSEN	SNACKS
kcal	kcal	kcal	kcal
			GETRÄNKE
GESAMTKALORIEN ___________			

5	6	7	8	9	10	11	12	13	14	15	17	18	19	20	21	22

(F) FRÜHSTÜCK   (M) MITTAGESSEN   (A) ABENDESSEN   (S) SNACKS

SPORT-BEWEGUNG-FITNESS	SETS-STRECKE	DAUER

SCHRITTE ___________   ØHERZFREQUENZ ___________

STRECKE ___________   GEWICHT ___________

ETAGEN ___________   SCHLAFDAUER ___________

ZUFRIEDEN   GEMÜTSZUSTAND

<table>
<tr><td colspan="4" align="center">TAG 28   DATUM __________</td></tr>
</table>

FRÜHSTÜCK	MITTAGESSEN	ABENDESSEN	SNACKS
kcal	kcal	kcal	kcal
			GETRÄNKE

GESAMTKALORIEN __________

5	6	7	8	9	10	11	12	13	14	15	17	18	19	20	21	22

(F) FRÜHSTÜCK　　(M) MITTAGESSEN　　(A) ABENDESSEN　　(S) SNACKS

SPORT-BEWEGUNG-FITNESS	SETS-STRECKE	DAUER

SCHRITTE __________　　♥ ⌀HERZFREQUENZ __________

STRECKE __________　　GEWICHT __________

ETAGEN __________　　SCHLAFDAUER __________

ZUFRIEDEN　　　　　　**GEMÜTSZUSTAND**

TAG 29   DATUM _____________

FRÜHSTÜCK	MITTAGESSEN	ABENDESSEN	SNACKS
kcal	kcal	kcal	kcal
			GETRÄNKE

GESAMTKALORIEN _____________

| 5 | 6 | 7 | 8 | 9 | 10 | 11 | 12 | 13 | 14 | 15 | 17 | 18 | 19 | 20 | 21 | 22 |

(F) FRÜHSTÜCK   (M) MITTAGESSEN   (A) ABENDESSEN   (S) SNACKS

SPORT-BEWEGUNG-FITNESS	SETS-STRECKE	DAUER

👣 SCHRITTE _____________   ♥ Ø HERZFREQUENZ _____________

📍 STRECKE _____________   ⚖ GEWICHT _____________

📶 ETAGEN _____________   Z^z SCHLAFDAUER _____________

ZUFRIEDEN 👍 👎   GEMÜTSZUSTAND 🙂😀😎😁😝😕☹️😣

| TAG 30 | | DATUM __________ |

FRÜHSTÜCK	MITTAGESSEN	ABENDESSEN	SNACKS
kcal	kcal	kcal	kcal
			GETRÄNKE

GESAMTKALORIEN __________

| 5 | 6 | 7 | 8 | 9 | 10 | 11 | 12 | 13 | 14 | 15 | 17 | 18 | 19 | 20 | 21 | 22 |

(F) FRÜHSTÜCK (M) MITTAGESSEN (A) ABENDESSEN (S) SNACKS

SPORT-BEWEGUNG-FITNESS	SETS-STRECKE	DAUER

SCHRITTE __________   Ø HERZFREQUENZ __________

STRECKE __________   GEWICHT __________

ETAGEN __________   SCHLAFDAUER __________

ZUFRIEDEN

GEMÜTSZUSTAND

TAG 31 DATUM ___________

FRÜHSTÜCK	MITTAGESSEN	ABENDESSEN	SNACKS
kcal	kcal	kcal	kcal
			GETRÄNKE

GESAMTKALORIEN ___________

| 5 | 6 | 7 | 8 | 9 | 10 | 11 | 12 | 13 | 14 | 15 | 17 | 18 | 19 | 20 | 21 | 22 |

Ⓕ FRÜHSTÜCK Ⓜ MITTAGESSEN Ⓐ ABENDESSEN Ⓢ SNACKS

SPORT-BEWEGUNG-FITNESS	SETS-STRECKE	DAUER

SCHRITTE ___________   ♥ ØHERZFREQUENZ ___________

STRECKE ___________   ⚖ GEWICHT ___________

ETAGEN ___________   Zᶻᶻ SCHLAFDAUER ___________

ZUFRIEDEN   GEMÜTSZUSTAND

TAG 32   DATUM __________

FRÜHSTÜCK	MITTAGESSEN	ABENDESSEN	SNACKS
kcal	kcal	kcal	kcal
			GETRÄNKE

GESAMTKALORIEN __________

5	6	7	8	9	10	11	12	13	14	15	17	18	19	20	21	22

(F) FRÜHSTÜCK   (M) MITTAGESSEN   (A) ABENDESSEN   (S) SNACKS

SPORT-BEWEGUNG-FITNESS	SETS-STRECKE	DAUER

SCHRITTE __________   Ø HERZFREQUENZ __________

STRECKE __________   GEWICHT __________

ETAGEN __________   SCHLAFDAUER __________

ZUFRIEDEN   **GEMÜTSZUSTAND**

TAG 33　DATUM ______________

FRÜHSTÜCK	MITTAGESSEN	ABENDESSEN	SNACKS
kcal	kcal	kcal	kcal
			GETRÄNKE

GESAMTKALORIEN ______________

5	6	7	8	9	10	11	12	13	14	15	17	18	19	20	21	22

(F) FRÜHSTÜCK　　(M) MITTAGESSEN　　(A) ABENDESSEN　　(S) SNACKS

SPORT-BEWEGUNG-FITNESS	SETS-STRECKE	DAUER

SCHRITTE ______________　　　Ø HERZFREQUENZ ______________

STRECKE ______________　　　GEWICHT ______________

ETAGEN ______________　　　SCHLAFDAUER ______________

ZUFRIEDEN　　　　　　　　GEMÜTSZUSTAND

FRÜHSTÜCK	MITTAGESSEN	ABENDESSEN	SNACKS
kcal	kcal	kcal	kcal
			GETRÄNKE

GESAMTKALORIEN __________

| 5 | 6 | 7 | 8 | 9 | 10 | 11 | 12 | 13 | 14 | 15 | 17 | 18 | 19 | 20 | 21 | 22 |

Ⓕ FRÜHSTÜCK Ⓜ MITTAGESSEN Ⓐ ABENDESSEN Ⓢ SNACKS

SPORT-BEWEGUNG-FITNESS	SETS-STRECKE	DAUER

👣 SCHRITTE __________   ♥ ØHERZFREQUENZ __________

📍 STRECKE __________   ⚖ GEWICHT __________

📶 ETAGEN __________   Zᶻ SCHLAFDAUER __________

ZUFRIEDEN

👍 👎

GEMÜTSZUSTAND

🙂 😃 😎 😛 😝 😵 ☹ 😠

TAG 35 DATUM ____________

FRÜHSTÜCK	MITTAGESSEN	ABENDESSEN	SNACKS
kcal	kcal	kcal	kcal
			GETRÄNKE

GESAMTKALORIEN ____________

5	6	7	8	9	10	11	12	13	14	15	17	18	19	20	21	22

Ⓕ FRÜHSTÜCK   Ⓜ MITTAGESSEN   Ⓐ ABENDESSEN   Ⓢ SNACKS

SPORT-BEWEGUNG-FITNESS	SETS-STRECKE	DAUER

👣 SCHRITTE ____________   ♥ ØHERZFREQUENZ ____________

📍 STRECKE ____________   ⚖ GEWICHT ____________

ETAGEN ____________   Zᶻᶻ SCHLAFDAUER ____________

ZUFRIEDEN 👍 👎

GEMÜTSZUSTAND

TAG 36   DATUM _______________

FRÜHSTÜCK	MITTAGESSEN	ABENDESSEN	SNACKS
kcal	kcal	kcal	kcal
			GETRÄNKE

GESAMTKALORIEN _______________

5	6	7	8	9	10	11	12	13	14	15	17	18	19	20	21	22

(F) FRÜHSTÜCK   (M) MITTAGESSEN   (A) ABENDESSEN   (S) SNACKS

SPORT-BEWEGUNG-FITNESS	SETS-STRECKE	DAUER

SCHRITTE _______________   ♥ Ø HERZFREQUENZ _______________

STRECKE _______________   ⚖ GEWICHT _______________

ETAGEN _______________   Z^z SCHLAFDAUER _______________

ZUFRIEDEN

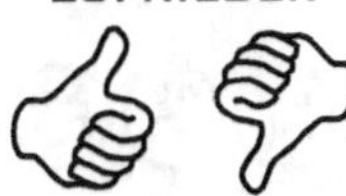

GEMÜTSZUSTAND

FRÜHSTÜCK	MITTAGESSEN	ABENDESSEN	SNACKS
kcal	kcal	kcal	kcal
			GETRÄNKE

GESAMTKALORIEN ___________

| 5 | 6 | 7 | 8 | 9 | 10 | 11 | 12 | 13 | 14 | 15 | 17 | 18 | 19 | 20 | 21 | 22 |

(F) FRÜHSTÜCK (M) MITTAGESSEN (A) ABENDESSEN (S) SNACKS

SPORT-BEWEGUNG-FITNESS	SETS-STRECKE	DAUER

SCHRITTE ___________   Ø HERZFREQUENZ ___________

STRECKE ___________   GEWICHT ___________

ETAGEN ___________   SCHLAFDAUER ___________

ZUFRIEDEN

GEMÜTSZUSTAND

TAG 38   DATUM __________

FRÜHSTÜCK	MITTAGESSEN	ABENDESSEN	SNACKS
kcal	kcal	kcal	kcal
			GETRÄNKE

GESAMTKALORIEN __________

5	6	7	8	9	10	11	12	13	14	15	17	18	19	20	21	22

Ⓕ FRÜHSTÜCK   Ⓜ MITTAGESSEN   Ⓐ ABENDESSEN   Ⓢ SNACKS

SPORT-BEWEGUNG-FITNESS	SETS-STRECKE	DAUER

👣 SCHRITTE __________   ♥ ∅HERZFREQUENZ __________

📍 STRECKE __________   ⚖ GEWICHT __________

🪜 ETAGEN __________   Zᶻ SCHLAFDAUER __________

ZUFRIEDEN

👍 👎

GEMÜTSZUSTAND

🙂 😄 😎 😁 😛 😣 🙁 😖

TAG 39　　DATUM __________

FRÜHSTÜCK	MITTAGESSEN	ABENDESSEN	SNACKS
kcal	kcal	kcal	kcal
			GETRÄNKE

GESAMTKALORIEN __________

5	6	7	8	9	10	11	12	13	14	15	17	18	19	20	21	22

(F) FRÜHSTÜCK　　(M) MITTAGESSEN　　(A) ABENDESSEN　　(S) SNACKS

SPORT-BEWEGUNG-FITNESS	SETS-STRECKE	DAUER

SCHRITTE __________　　∅ HERZFREQUENZ __________

STRECKE __________　　GEWICHT __________

ETAGEN __________　　SCHLAFDAUER __________

ZUFRIEDEN　　　　　　GEMÜTSZUSTAND

FRÜHSTÜCK	MITTAGESSEN	ABENDESSEN	SNACKS
kcal	kcal	kcal	kcal
			GETRÄNKE

GESAMTKALORIEN _______________

5	6	7	8	9	10	11	12	13	14	15	17	18	19	20	21	22

(F) FRÜHSTÜCK   (M) MITTAGESSEN   (A) ABENDESSEN   (S) SNACKS

SPORT-BEWEGUNG-FITNESS	SETS-STRECKE	DAUER

👣 SCHRITTE _______________   ♥ Ø HERZFREQUENZ _______________

📍 STRECKE _______________   ⚖ GEWICHT _______________

📶 ETAGEN _______________   Zᶻᶻ SCHLAFDAUER _______________

ZUFRIEDEN

👍 👎

GEMÜTSZUSTAND

☺ 😀 😎 😛 😝 😖 ☹ 😣

  DATUM _____________

FRÜHSTÜCK	MITTAGESSEN	ABENDESSEN	SNACKS
kcal	kcal	kcal	kcal
			GETRÄNKE

GESAMTKALORIEN _____________

| 5 | 6 | 7 | 8 | 9 | 10 | 11 | 12 | 13 | 14 | 15 | 17 | 18 | 19 | 20 | 21 | 22 |

Ⓕ FRÜHSTÜCK   Ⓜ MITTAGESSEN   Ⓐ ABENDESSEN   Ⓢ SNACKS

SPORT-BEWEGUNG-FITNESS	SETS-STRECKE	DAUER

👣 SCHRITTE _____________   ♥ ⌀HERZFREQUENZ _____________

📍 STRECKE _____________   ⚖ GEWICHT _____________

🗲 ETAGEN _____________   Zᶻᶻ SCHLAFDAUER _____________

ZUFRIEDEN
👍 👎

GEMÜTSZUSTAND
☺ 😀 😎 😛 😝 😣 ☹ 😖

TAG 42   DATUM __________

FRÜHSTÜCK	MITTAGESSEN	ABENDESSEN	SNACKS
kcal	kcal	kcal	kcal
			GETRÄNKE

GESAMTKALORIEN __________

| 5 | 6 | 7 | 8 | 9 | 10 | 11 | 12 | 13 | 14 | 15 | 17 | 18 | 19 | 20 | 21 | 22 |

Ⓕ FRÜHSTÜCK   Ⓜ MITTAGESSEN   Ⓐ ABENDESSEN   Ⓢ SNACKS

SPORT-BEWEGUNG-FITNESS	SETS-STRECKE	DAUER

SCHRITTE __________   ∅ HERZFREQUENZ __________

STRECKE __________   GEWICHT __________

ETAGEN __________   SCHLAFDAUER __________

ZUFRIEDEN   GEMÜTSZUSTAND

FRÜHSTÜCK	MITTAGESSEN	ABENDESSEN	SNACKS
kcal	kcal	kcal	kcal
			GETRÄNKE

GESAMTKALORIEN ___________

5	6	7	8	9	10	11	12	13	14	15	17	18	19	20	21	22

Ⓕ FRÜHSTÜCK   Ⓜ MITTAGESSEN   Ⓐ ABENDESSEN   Ⓢ SNACKS

SPORT-BEWEGUNG-FITNESS	SETS-STRECKE	DAUER

SCHRITTE ___________ ∅ HERZFREQUENZ ___________

STRECKE ___________ GEWICHT ___________

ETAGEN ___________ SCHLAFDAUER ___________

ZUFRIEDEN

GEMÜTSZUSTAND

TAG 44 DATUM __________

FRÜHSTÜCK	MITTAGESSEN	ABENDESSEN	SNACKS
kcal	kcal	kcal	kcal
			GETRÄNKE

GESAMTKALORIEN __________

5	6	7	8	9	10	11	12	13	14	15	17	18	19	20	21	22

(F) FRÜHSTÜCK   (M) MITTAGESSEN   (A) ABENDESSEN   (S) SNACKS

SPORT-BEWEGUNG-FITNESS	SETS-STRECKE	DAUER

SCHRITTE __________   ⌀HERZFREQUENZ __________

STRECKE __________   GEWICHT __________

ETAGEN __________   SCHLAFDAUER __________

ZUFRIEDEN

GEMÜTSZUSTAND

TAG 45 DATUM __________

FRÜHSTÜCK	MITTAGESSEN	ABENDESSEN	SNACKS
kcal	kcal	kcal	kcal
			GETRÄNKE

GESAMTKALORIEN __________

5	6	7	8	9	10	11	12	13	14	15	17	18	19	20	21	22

(F) FRÜHSTÜCK   (M) MITTAGESSEN   (A) ABENDESSEN   (S) SNACKS

SPORT-BEWEGUNG-FITNESS	SETS-STRECKE	DAUER

SCHRITTE __________   Ø HERZFREQUENZ __________

STRECKE __________   GEWICHT __________

ETAGEN __________   SCHLAFDAUER __________

ZUFRIEDEN

GEMÜTSZUSTAND

FRÜHSTÜCK	MITTAGESSEN	ABENDESSEN	SNACKS
kcal	kcal	kcal	kcal
			GETRÄNKE

GESAMTKALORIEN __________

5 6 7 8 9 10 11 12 13 14 15 17 18 19 20 21 22

Ⓕ FRÜHSTÜCK   Ⓜ MITTAGESSEN   Ⓐ ABENDESSEN   Ⓢ SNACKS

SPORT-BEWEGUNG-FITNESS	SETS-STRECKE	DAUER

SCHRITTE __________   ♥ ⌀ HERZFREQUENZ __________

STRECKE __________   GEWICHT __________

ETAGEN __________   Zᶻ SCHLAFDAUER __________

ZUFRIEDEN

GEMÜTSZUSTAND

 DATUM __________

FRÜHSTÜCK	MITTAGESSEN	ABENDESSEN	SNACKS
kcal	kcal	kcal	kcal
			GETRÄNKE

GESAMTKALORIEN __________

5	6	7	8	9	10	11	12	13	14	15	17	18	19	20	21	22

(F) FRÜHSTÜCK (M) MITTAGESSEN (A) ABENDESSEN (S) SNACKS

SPORT-BEWEGUNG-FITNESS	SETS-STRECKE	DAUER

SCHRITTE __________ ∅HERZFREQUENZ __________

STRECKE __________ GEWICHT __________

ETAGEN __________ SCHLAFDAUER __________

ZUFRIEDEN

GEMÜTSZUSTAND

TAG 48

DATUM _______________

FRÜHSTÜCK	MITTAGESSEN	ABENDESSEN	SNACKS
kcal	kcal	kcal	kcal
			GETRÄNKE

GESAMTKALORIEN _______________

| 5 | 6 | 7 | 8 | 9 | 10 | 11 | 12 | 13 | 14 | 15 | 17 | 18 | 19 | 20 | 21 | 22 |

(F) FRÜHSTÜCK   (M) MITTAGESSEN   (A) ABENDESSEN   (S) SNACKS

SPORT-BEWEGUNG-FITNESS	SETS-STRECKE	DAUER

SCHRITTE _______________   Ø HERZFREQUENZ _______________

STRECKE _______________   GEWICHT _______________

ETAGEN _______________   SCHLAFDAUER _______________

ZUFRIEDEN

GEMÜTSZUSTAND

<table><tr><td>TAG 49</td><td>DATUM ____________</td></tr></table>

FRÜHSTÜCK	MITTAGESSEN	ABENDESSEN	SNACKS
kcal	kcal	kcal	kcal
			GETRÄNKE

GESAMTKALORIEN ____________

5	6	7	8	9	10	11	12	13	14	15	17	18	19	20	21	22

(F) FRÜHSTÜCK (M) MITTAGESSEN (A) ABENDESSEN (S) SNACKS

SPORT-BEWEGUNG-FITNESS	SETS-STRECKE	DAUER

SCHRITTE ____________   ∅ HERZFREQUENZ ____________

STRECKE ____________   GEWICHT ____________

ETAGEN ____________   SCHLAFDAUER ____________

ZUFRIEDEN

GEMÜTSZUSTAND

<table>
<tr><td colspan="4" style="text-align:center">TAG 50   DATUM __________</td></tr>
</table>

FRÜHSTÜCK	MITTAGESSEN	ABENDESSEN	SNACKS
kcal	kcal	kcal	kcal
			GETRÄNKE

GESAMTKALORIEN __________

| 5 | 6 | 7 | 8 | 9 | 10 | 11 | 12 | 13 | 14 | 15 | 17 | 18 | 19 | 20 | 21 | 22 |

Ⓕ FRÜHSTÜCK   Ⓜ MITTAGESSEN   Ⓐ ABENDESSEN   Ⓢ SNACKS

SPORT-BEWEGUNG-FITNESS	SETS-STRECKE	DAUER

👣 SCHRITTE __________   ❤ Ø HERZFREQUENZ __________

📍 STRECKE __________   ⚖ GEWICHT __________

⌐ ETAGEN __________   Zᶻ SCHLAFDAUER __________

ZUFRIEDEN   **GEMÜTSZUSTAND**

👍 👎   🙂 😃 😎 😛 😝 😣 ☹ 😤

TAG 51　DATUM ______________

FRÜHSTÜCK	MITTAGESSEN	ABENDESSEN	SNACKS
kcal	kcal	kcal	kcal
			GETRÄNKE

GESAMTKALORIEN ______________

5	6	7	8	9	10	11	12	13	14	15	17	18	19	20	21	22

(F) FRÜHSTÜCK　　(M) MITTAGESSEN　　(A) ABENDESSEN　　(S) SNACKS

SPORT-BEWEGUNG-FITNESS	SETS-STRECKE	DAUER

SCHRITTE ______________　　∅ HERZFREQUENZ ______________

STRECKE ______________　　GEWICHT ______________

ETAGEN ______________　　SCHLAFDAUER ______________

ZUFRIEDEN　　　　　　GEMÜTSZUSTAND

 DATUM __________

FRÜHSTÜCK	MITTAGESSEN	ABENDESSEN	SNACKS
kcal	kcal	kcal	kcal
			GETRÄNKE

GESAMTKALORIEN __________

| 5 | 6 | 7 | 8 | 9 | 10 | 11 | 12 | 13 | 14 | 15 | 17 | 18 | 19 | 20 | 21 | 22 |

Ⓕ FRÜHSTÜCK   Ⓜ MITTAGESSEN   Ⓐ ABENDESSEN   Ⓢ SNACKS

SPORT-BEWEGUNG-FITNESS	SETS-STRECKE	DAUER

SCHRITTE __________   ∅ HERZFREQUENZ __________

STRECKE __________   GEWICHT __________

ETAGEN __________   Z^z SCHLAFDAUER __________

ZUFRIEDEN

GEMÜTSZUSTAND

FRÜHSTÜCK	MITTAGESSEN	ABENDESSEN	SNACKS
kcal	kcal	kcal	kcal
			GETRÄNKE

GESAMTKALORIEN __________

5 6 7 8 9 10 11 12 13 14 15 17 18 19 20 21 22

Ⓕ FRÜHSTÜCK   Ⓜ MITTAGESSEN   Ⓐ ABENDESSEN   Ⓢ SNACKS

SPORT-BEWEGUNG-FITNESS	SETS-STRECKE	DAUER

SCHRITTE __________   ⌀ HERZFREQUENZ __________

STRECKE __________   GEWICHT __________

ETAGEN __________   SCHLAFDAUER __________

ZUFRIEDEN

GEMÜTSZUSTAND

<table>
<tr><td colspan="4" align="center">TAG 54   DATUM __________</td></tr>
</table>

FRÜHSTÜCK	MITTAGESSEN	ABENDESSEN	SNACKS
kcal	kcal	kcal	kcal
			GETRÄNKE

GESAMTKALORIEN __________

5	6	7	8	9	10	11	12	13	14	15	17	18	19	20	21	22

Ⓕ FRÜHSTÜCK   Ⓜ MITTAGESSEN   Ⓐ ABENDESSEN   Ⓢ SNACKS

SPORT-BEWEGUNG-FITNESS	SETS-STRECKE	DAUER

SCHRITTE __________   ∅HERZFREQUENZ __________

STRECKE __________   GEWICHT __________

ETAGEN __________   SCHLAFDAUER __________

ZUFRIEDEN   GEMÜTSZUSTAND

TAG 55 DATUM ____________

FRÜHSTÜCK	MITTAGESSEN	ABENDESSEN	SNACKS
kcal	kcal	kcal	kcal
			GETRÄNKE

GESAMTKALORIEN ____________

| 5 | 6 | 7 | 8 | 9 | 10 | 11 | 12 | 13 | 14 | 15 | 17 | 18 | 19 | 20 | 21 | 22 |

(F) FRÜHSTÜCK   (M) MITTAGESSEN   (A) ABENDESSEN   (S) SNACKS

SPORT-BEWEGUNG-FITNESS	SETS-STRECKE	DAUER

SCHRITTE ____________   Ø HERZFREQUENZ ____________

STRECKE ____________   GEWICHT ____________

ETAGEN ____________   SCHLAFDAUER ____________

ZUFRIEDEN   GEMÜTSZUSTAND

TAG 56 DATUM _______________

FRÜHSTÜCK	MITTAGESSEN	ABENDESSEN	SNACKS
kcal	kcal	kcal	kcal
			GETRÄNKE

GESAMTKALORIEN _______________

| 5 | 6 | 7 | 8 | 9 | 10 | 11 | 12 | 13 | 14 | 15 | 17 | 18 | 19 | 20 | 21 | 22 |

Ⓕ FRÜHSTÜCK Ⓜ MITTAGESSEN Ⓐ ABENDESSEN Ⓢ SNACKS

SPORT-BEWEGUNG-FITNESS	SETS-STRECKE	DAUER

SCHRITTE _______________   ♥ ∅HERZFREQUENZ _______________

STRECKE _______________   GEWICHT _______________

ETAGEN _______________   Zᶻᶻ SCHLAFDAUER _______________

ZUFRIEDEN 👍 👎

GEMÜTSZUSTAND

TAG 57   DATUM ____________

FRÜHSTÜCK	MITTAGESSEN	ABENDESSEN	SNACKS
kcal	kcal	kcal	kcal
			GETRÄNKE

GESAMTKALORIEN ____________

| 5 | 6 | 7 | 8 | 9 | 10 | 11 | 12 | 13 | 14 | 15 | 17 | 18 | 19 | 20 | 21 | 22 |

Ⓕ FRÜHSTÜCK   Ⓜ MITTAGESSEN   Ⓐ ABENDESSEN   Ⓢ SNACKS

SPORT-BEWEGUNG-FITNESS	SETS-STRECKE	DAUER

👣 SCHRITTE ____________   ♥ ∅HERZFREQUENZ ____________

📍 STRECKE ____________   ⚖ GEWICHT ____________

⌐ ETAGEN ____________   Zᶻᶻ SCHLAFDAUER ____________

ZUFRIEDEN
👍 👎

GEMÜTSZUSTAND
☺ 😀 😎 😛 😜 😖 ☹ 😣

<table>
<tr><td colspan="4">TAG 58   DATUM __________</td></tr>
</table>

FRÜHSTÜCK	MITTAGESSEN	ABENDESSEN	SNACKS
kcal	kcal	kcal	kcal
			GETRÄNKE

GESAMTKALORIEN __________

| 5 | 6 | 7 | 8 | 9 | 10 | 11 | 12 | 13 | 14 | 15 | 17 | 18 | 19 | 20 | 21 | 22 |

(F) FRÜHSTÜCK (M) MITTAGESSEN (A) ABENDESSEN (S) SNACKS

SPORT-BEWEGUNG-FITNESS	SETS-STRECKE	DAUER

SCHRITTE __________   Ø HERZFREQUENZ __________

STRECKE __________   GEWICHT __________

ETAGEN __________   SCHLAFDAUER __________

ZUFRIEDEN   **GEMÜTSZUSTAND**

 DATUM __________

FRÜHSTÜCK	MITTAGESSEN	ABENDESSEN	SNACKS
kcal	kcal	kcal	kcal
			GETRÄNKE

GESAMTKALORIEN __________

| 5 | 6 | 7 | 8 | 9 | 10 | 11 | 12 | 13 | 14 | 15 | 17 | 18 | 19 | 20 | 21 | 22 |

Ⓕ FRÜHSTÜCK   Ⓜ MITTAGESSEN   Ⓐ ABENDESSEN   Ⓢ SNACKS

SPORT-BEWEGUNG-FITNESS	SETS-STRECKE	DAUER

👣 SCHRITTE __________   ♥ ∅HERZFREQUENZ __________

📍 STRECKE __________   ⚖ GEWICHT __________

🪜 ETAGEN __________   Zᶻᶻ SCHLAFDAUER __________

ZUFRIEDEN

👍 👎

GEMÜTSZUSTAND

☺ ☺ ☺ ☺ ☺ ☺ ☹ ☹

TAG 60   DATUM ___________

FRÜHSTÜCK	MITTAGESSEN	ABENDESSEN	SNACKS
kcal	kcal	kcal	kcal
			GETRÄNKE

GESAMTKALORIEN ___________

| 5 | 6 | 7 | 8 | 9 | 10 | 11 | 12 | 13 | 14 | 15 | 17 | 18 | 19 | 20 | 21 | 22 |

Ⓕ FRÜHSTÜCK   Ⓜ MITTAGESSEN   Ⓐ ABENDESSEN   Ⓢ SNACKS

SPORT-BEWEGUNG-FITNESS	SETS-STRECKE	DAUER

👣 SCHRITTE ___________   ♥ Ø HERZFREQUENZ ___________

📍 STRECKE ___________   ⚖ GEWICHT ___________

ETAGEN ___________   Zᶻᶻ SCHLAFDAUER ___________

ZUFRIEDEN 👍 👎

GEMÜTSZUSTAND 😊 😄 😎 😁 😛 😣 😞 😠

FRÜHSTÜCK	MITTAGESSEN	ABENDESSEN	SNACKS
kcal	kcal	kcal	kcal
			GETRÄNKE

GESAMTKALORIEN __________

| 5 | 6 | 7 | 8 | 9 | 10 | 11 | 12 | 13 | 14 | 15 | 17 | 18 | 19 | 20 | 21 | 22 |

(F) FRÜHSTÜCK (M) MITTAGESSEN (A) ABENDESSEN (S) SNACKS

SPORT-BEWEGUNG-FITNESS	SETS-STRECKE	DAUER

SCHRITTE __________ ♥ ØHERZFREQUENZ __________

STRECKE __________ GEWICHT __________

ETAGEN __________ Z^z SCHLAFDAUER __________

ZUFRIEDEN GEMÜTSZUSTAND

TAG 62   DATUM ________

FRÜHSTÜCK	MITTAGESSEN	ABENDESSEN	SNACKS
kcal	kcal	kcal	kcal
			GETRÄNKE

GESAMTKALORIEN ________

5	6	7	8	9	10	11	12	13	14	15	17	18	19	20	21	22

(F) FRÜHSTÜCK   (M) MITTAGESSEN   (A) ABENDESSEN   (S) SNACKS

SPORT-BEWEGUNG-FITNESS	SETS-STRECKE	DAUER

SCHRITTE ________   Ø HERZFREQUENZ ________

STRECKE ________   GEWICHT ________

ETAGEN ________   SCHLAFDAUER ________

ZUFRIEDEN

GEMÜTSZUSTAND

TAG 63   DATUM __________

FRÜHSTÜCK	MITTAGESSEN	ABENDESSEN	SNACKS
kcal	kcal	kcal	kcal
			GETRÄNKE

GESAMTKALORIEN __________

5	6	7	8	9	10	11	12	13	14	15	17	18	19	20	21	22

Ⓕ FRÜHSTÜCK   Ⓜ MITTAGESSEN   Ⓐ ABENDESSEN   Ⓢ SNACKS

SPORT-BEWEGUNG-FITNESS	SETS-STRECKE	DAUER

👣 SCHRITTE __________   ❤ ØHERZFREQUENZ __________

📍 STRECKE __________   ⚖ GEWICHT __________

📶 ETAGEN __________   Z^z SCHLAFDAUER __________

ZUFRIEDEN
👍 👎

GEMÜTSZUSTAND
😊 😃 😎 😀 😜 😣 ☹ 😖

<table>
<tr><td colspan="4" align="center">TAG 64   DATUM __________</td></tr>
</table>

FRÜHSTÜCK	MITTAGESSEN	ABENDESSEN	SNACKS
kcal	kcal	kcal	kcal
			GETRÄNKE

GESAMTKALORIEN __________

5	6	7	8	9	10	11	12	13	14	15	17	18	19	20	21	22

(F) FRÜHSTÜCK   (M) MITTAGESSEN   (A) ABENDESSEN   (S) SNACKS

SPORT-BEWEGUNG-FITNESS	SETS-STRECKE	DAUER

SCHRITTE __________   ∅ HERZFREQUENZ __________

STRECKE __________   GEWICHT __________

ETAGEN __________   SCHLAFDAUER __________

ZUFRIEDEN   GEMÜTSZUSTAND

TAG 65 DATUM ___________

FRÜHSTÜCK	MITTAGESSEN	ABENDESSEN	SNACKS
kcal	kcal	kcal	kcal
			GETRÄNKE

GESAMTKALORIEN ___________

5	6	7	8	9	10	11	12	13	14	15	17	18	19	20	21	22

Ⓕ FRÜHSTÜCK   Ⓜ MITTAGESSEN   Ⓐ ABENDESSEN   Ⓢ SNACKS

SPORT-BEWEGUNG-FITNESS	SETS-STRECKE	DAUER

SCHRITTE ___________   Ø HERZFREQUENZ ___________

STRECKE ___________   GEWICHT ___________

ETAGEN ___________   SCHLAFDAUER ___________

ZUFRIEDEN

GEMÜTSZUSTAND

<table>
<tr><td colspan="4" align="center">TAG 66   DATUM __________</td></tr>
</table>

FRÜHSTÜCK	MITTAGESSEN	ABENDESSEN	SNACKS
kcal	kcal	kcal	kcal
			GETRÄNKE

GESAMTKALORIEN __________

5	6	7	8	9	10	11	12	13	14	15	17	18	19	20	21	22

Ⓕ FRÜHSTÜCK   Ⓜ MITTAGESSEN   Ⓐ ABENDESSEN   Ⓢ SNACKS

SPORT-BEWEGUNG-FITNESS	SETS-STRECKE	DAUER

SCHRITTE __________   Ø HERZFREQUENZ __________

STRECKE __________   GEWICHT __________

ETAGEN __________   SCHLAFDAUER __________

ZUFRIEDEN   **GEMÜTSZUSTAND**

TAG 67 DATUM __________

FRÜHSTÜCK	MITTAGESSEN	ABENDESSEN	SNACKS
kcal	kcal	kcal	kcal
			GETRÄNKE

GESAMTKALORIEN __________

| 5 | 6 | 7 | 8 | 9 | 10 | 11 | 12 | 13 | 14 | 15 | 17 | 18 | 19 | 20 | 21 | 22 |

Ⓕ FRÜHSTÜCK　　Ⓜ MITTAGESSEN　　Ⓐ ABENDESSEN　　Ⓢ SNACKS

SPORT-BEWEGUNG-FITNESS	SETS-STRECKE	DAUER

SCHRITTE __________　　♥ Ø HERZFREQUENZ __________

STRECKE __________　　GEWICHT __________

ETAGEN __________　　Z^z^z SCHLAFDAUER __________

ZUFRIEDEN　　　　　　GEMÜTSZUSTAND

TAG 68 DATUM _____________

FRÜHSTÜCK	MITTAGESSEN	ABENDESSEN	SNACKS
kcal	kcal	kcal	kcal
			GETRÄNKE

GESAMTKALORIEN _____________

5	6	7	8	9	10	11	12	13	14	15	17	18	19	20	21	22

(F) FRÜHSTÜCK   (M) MITTAGESSEN   (A) ABENDESSEN   (S) SNACKS

SPORT-BEWEGUNG-FITNESS	SETS-STRECKE	DAUER

SCHRITTE _____________   Ø HERZFREQUENZ _____________

STRECKE _____________   GEWICHT _____________

ETAGEN _____________   SCHLAFDAUER _____________

ZUFRIEDEN

GEMÜTSZUSTAND

<table>
<tr><td colspan="4" align="center">TAG 69   DATUM _____________</td></tr>
</table>

FRÜHSTÜCK	MITTAGESSEN	ABENDESSEN	SNACKS
kcal	kcal	kcal	kcal
			GETRÄNKE

GESAMTKALORIEN _____________

| 5 | 6 | 7 | 8 | 9 | 10 | 11 | 12 | 13 | 14 | 15 | 17 | 18 | 19 | 20 | 21 | 22 |

(F) FRÜHSTÜCK   (M) MITTAGESSEN   (A) ABENDESSEN   (S) SNACKS

SPORT-BEWEGUNG-FITNESS	SETS-STRECKE	DAUER

👣 SCHRITTE _____________   ♥ ØHERZFREQUENZ _____________

📍 STRECKE _____________   ⚖ GEWICHT _____________

🪜 ETAGEN _____________   Zᶻᶻ SCHLAFDAUER _____________

ZUFRIEDEN   **GEMÜTSZUSTAND**

👍 👎   🙂 😀 😎 😛 😝 😖 ☹ 😣

<table>
<tr><td colspan="4" align="center">TAG 70 DATUM __________</td></tr>
</table>

FRÜHSTÜCK	MITTAGESSEN	ABENDESSEN	SNACKS
kcal	kcal	kcal	kcal
			GETRÄNKE

GESAMTKALORIEN __________

5	6	7	8	9	10	11	12	13	14	15	17	18	19	20	21	22

(F) FRÜHSTÜCK (M) MITTAGESSEN (A) ABENDESSEN (S) SNACKS

SPORT-BEWEGUNG-FITNESS	SETS-STRECKE	DAUER

SCHRITTE __________   Ø HERZFREQUENZ __________

STRECKE __________   GEWICHT __________

ETAGEN __________   SCHLAFDAUER __________

ZUFRIEDEN

GEMÜTSZUSTAND

TAG 71 DATUM ___________

FRÜHSTÜCK	MITTAGESSEN	ABENDESSEN	SNACKS
kcal	kcal	kcal	kcal
			GETRÄNKE

GESAMTKALORIEN ___________

5	6	7	8	9	10	11	12	13	14	15	17	18	19	20	21	22

(F) FRÜHSTÜCK (M) MITTAGESSEN (A) ABENDESSEN (S) SNACKS

SPORT-BEWEGUNG-FITNESS	SETS-STRECKE	DAUER

SCHRITTE ___________   ⌀ HERZFREQUENZ ___________

STRECKE ___________   GEWICHT ___________

ETAGEN ___________   SCHLAFDAUER ___________

ZUFRIEDEN

GEMÜTSZUSTAND

<table>
<tr><td colspan="4" align="center">TAG 72   DATUM _____________</td></tr>
</table>

FRÜHSTÜCK	MITTAGESSEN	ABENDESSEN	SNACKS
kcal	kcal	kcal	kcal
			GETRÄNKE

GESAMTKALORIEN _____________

5	6	7	8	9	10	11	12	13	14	15	17	18	19	20	21	22

(F) FRÜHSTÜCK   (M) MITTAGESSEN   (A) ABENDESSEN   (S) SNACKS

SPORT-BEWEGUNG-FITNESS	SETS-STRECKE	DAUER

SCHRITTE _____________   ∅ HERZFREQUENZ _____________

STRECKE _____________   GEWICHT _____________

ETAGEN _____________   SCHLAFDAUER _____________

ZUFRIEDEN   GEMÜTSZUSTAND

TAG 73   DATUM ___________

FRÜHSTÜCK	MITTAGESSEN	ABENDESSEN	SNACKS
kcal	kcal	kcal	kcal
			GETRÄNKE

GESAMTKALORIEN ___________

| 5 | 6 | 7 | 8 | 9 | 10 | 11 | 12 | 13 | 14 | 15 | 17 | 18 | 19 | 20 | 21 | 22 |

(F) FRÜHSTÜCK   (M) MITTAGESSEN   (A) ABENDESSEN   (S) SNACKS

SPORT-BEWEGUNG-FITNESS	SETS-STRECKE	DAUER

👣 SCHRITTE ___________   ♥ Ø HERZFREQUENZ ___________

📍 STRECKE ___________   ⚖ GEWICHT ___________

🪜 ETAGEN ___________   Z^z^z SCHLAFDAUER ___________

ZUFRIEDEN   GEMÜTSZUSTAND

<table>
<tr><td colspan="4">TAG 74   DATUM __________</td></tr>
</table>

FRÜHSTÜCK	MITTAGESSEN	ABENDESSEN	SNACKS
kcal	kcal	kcal	kcal
			GETRÄNKE

GESAMTKALORIEN __________

5	6	7	8	9	10	11	12	13	14	15	17	18	19	20	21	22

(F) FRÜHSTÜCK   (M) MITTAGESSEN   (A) ABENDESSEN   (S) SNACKS

SPORT-BEWEGUNG-FITNESS	SETS-STRECKE	DAUER

SCHRITTE __________   ∅ HERZFREQUENZ __________

STRECKE __________   GEWICHT __________

ETAGEN __________   SCHLAFDAUER __________

ZUFRIEDEN

GEMÜTSZUSTAND

TAG 75   DATUM __________

FRÜHSTÜCK	MITTAGESSEN	ABENDESSEN	SNACKS
kcal	kcal	kcal	kcal
			GETRÄNKE

GESAMTKALORIEN __________

| 5 | 6 | 7 | 8 | 9 | 10 | 11 | 12 | 13 | 14 | 15 | 17 | 18 | 19 | 20 | 21 | 22 |

(F) FRÜHSTÜCK   (M) MITTAGESSEN   (A) ABENDESSEN   (S) SNACKS

SPORT-BEWEGUNG-FITNESS	SETS-STRECKE	DAUER

👣 SCHRITTE __________   ♥ Ø HERZFREQUENZ __________

📍 STRECKE __________   ⚖ GEWICHT __________

👣 ETAGEN __________   Z^{zz} SCHLAFDAUER __________

ZUFRIEDEN

👍 👎

GEMÜTSZUSTAND

🙂 😃 😎 😁 😜 😖 ☹ 😣

FRÜHSTÜCK	MITTAGESSEN	ABENDESSEN	SNACKS
kcal	kcal	kcal	kcal
			GETRÄNKE

GESAMTKALORIEN ________

5	6	7	8	9	10	11	12	13	14	15	17	18	19	20	21	22

Ⓕ FRÜHSTÜCK   Ⓜ MITTAGESSEN   Ⓐ ABENDESSEN   Ⓢ SNACKS

SPORT-BEWEGUNG-FITNESS	SETS-STRECKE	DAUER

SCHRITTE ________   ∅ HERZFREQUENZ ________

STRECKE ________   GEWICHT ________

ETAGEN ________   SCHLAFDAUER ________

ZUFRIEDEN

GEMÜTSZUSTAND

TAG 77   DATUM __________

FRÜHSTÜCK	MITTAGESSEN	ABENDESSEN	SNACKS
kcal	kcal	kcal	kcal
			GETRÄNKE

GESAMTKALORIEN __________

5	6	7	8	9	10	11	12	13	14	15	17	18	19	20	21	22

(F) FRÜHSTÜCK   (M) MITTAGESSEN   (A) ABENDESSEN   (S) SNACKS

SPORT-BEWEGUNG-FITNESS	SETS-STRECKE	DAUER

SCHRITTE __________   ØHERZFREQUENZ __________

STRECKE __________   GEWICHT __________

ETAGEN __________   SCHLAFDAUER __________

ZUFRIEDEN

GEMÜTSZUSTAND

TAG 78   DATUM ________

FRÜHSTÜCK	MITTAGESSEN	ABENDESSEN	SNACKS
kcal	kcal	kcal	kcal
			GETRÄNKE

GESAMTKALORIEN ________

5	6	7	8	9	10	11	12	13	14	15	17	18	19	20	21	22

Ⓕ FRÜHSTÜCK   Ⓜ MITTAGESSEN   Ⓐ ABENDESSEN   Ⓢ SNACKS

SPORT-BEWEGUNG-FITNESS	SETS-STRECKE	DAUER

SCHRITTE ________   Ø HERZFREQUENZ ________

STRECKE ________   GEWICHT ________

ETAGEN ________   SCHLAFDAUER ________

ZUFRIEDEN   GEMÜTSZUSTAND

<table>
<tr><td colspan="4" align="center">TAG 79   DATUM __________</td></tr>
</table>

FRÜHSTÜCK	MITTAGESSEN	ABENDESSEN	SNACKS
kcal	kcal	kcal	kcal
			GETRÄNKE

GESAMTKALORIEN __________

5	6	7	8	9	10	11	12	13	14	15	17	18	19	20	21	22

(F) FRÜHSTÜCK   (M) MITTAGESSEN   (A) ABENDESSEN   (S) SNACKS

SPORT-BEWEGUNG-FITNESS	SETS-STRECKE	DAUER

SCHRITTE __________   Ø HERZFREQUENZ __________

STRECKE __________   GEWICHT __________

ETAGEN __________   SCHLAFDAUER __________

ZUFRIEDEN

GEMÜTSZUSTAND

<table>
<tr><td colspan="4" align="center">■ TAG 80 ■   DATUM ___________</td></tr>
</table>

FRÜHSTÜCK	MITTAGESSEN	ABENDESSEN	SNACKS
kcal	kcal	kcal	kcal
			GETRÄNKE

GESAMTKALORIEN ___________

5	6	7	8	9	10	11	12	13	14	15	17	18	19	20	21	22

(F) FRÜHSTÜCK   (M) MITTAGESSEN   (A) ABENDESSEN   (S) SNACKS

SPORT-BEWEGUNG-FITNESS	SETS-STRECKE	DAUER

👣 SCHRITTE ___________   ♥ ⌀HERZFREQUENZ ___________

📍 STRECKE ___________   ⚖ GEWICHT ___________

ETAGEN ___________   Zᶻᶻ SCHLAFDAUER ___________

ZUFRIEDEN
👍 👎

GEMÜTSZUSTAND
🙂 😃 😄 😁 😝 😕 ☹ 😣

TAG 81   DATUM ___________

FRÜHSTÜCK	MITTAGESSEN	ABENDESSEN	SNACKS
kcal	kcal	kcal	kcal
			GETRÄNKE

GESAMTKALORIEN ___________

5	6	7	8	9	10	11	12	13	14	15	17	18	19	20	21	22

(F) FRÜHSTÜCK   (M) MITTAGESSEN   (A) ABENDESSEN   (S) SNACKS

SPORT-BEWEGUNG-FITNESS	SETS-STRECKE	DAUER

SCHRITTE ___________   ∅ HERZFREQUENZ ___________

STRECKE ___________   GEWICHT ___________

ETAGEN ___________   SCHLAFDAUER ___________

ZUFRIEDEN

GEMÜTSZUSTAND

TAG 82 DATUM __________

FRÜHSTÜCK	MITTAGESSEN	ABENDESSEN	SNACKS
kcal	kcal	kcal	kcal
			GETRÄNKE

GESAMTKALORIEN __________

| 5 | 6 | 7 | 8 | 9 | 10 | 11 | 12 | 13 | 14 | 15 | 17 | 18 | 19 | 20 | 21 | 22 |

(F) FRÜHSTÜCK (M) MITTAGESSEN (A) ABENDESSEN (S) SNACKS

SPORT-BEWEGUNG-FITNESS	SETS-STRECKE	DAUER

SCHRITTE __________ ∅ HERZFREQUENZ __________

STRECKE __________ GEWICHT __________

ETAGEN __________ SCHLAFDAUER __________

ZUFRIEDEN

GEMÜTSZUSTAND

<table>
<tr><td colspan="4">TAG 83   DATUM _____________</td></tr>
</table>

FRÜHSTÜCK	MITTAGESSEN	ABENDESSEN	SNACKS
kcal	kcal	kcal	kcal
			GETRÄNKE

GESAMTKALORIEN _____________

5	6	7	8	9	10	11	12	13	14	15	17	18	19	20	21	22

Ⓕ FRÜHSTÜCK   Ⓜ MITTAGESSEN   Ⓐ ABENDESSEN   Ⓢ SNACKS

SPORT-BEWEGUNG-FITNESS	SETS-STRECKE	DAUER

👣 SCHRITTE _____________   ♥ ØHERZFREQUENZ _____________

📍 STRECKE _____________   ⚖ GEWICHT _____________

📶 ETAGEN _____________   Zᶻᶻ SCHLAFDAUER _____________

ZUFRIEDEN   **GEMÜTSZUSTAND**

👍 👎   🙂 😀 😎 😁 😛 😵 ☹ 😣

<table>
<tr><td colspan="4" align="center">TAG 84   DATUM __________</td></tr>
</table>

FRÜHSTÜCK	MITTAGESSEN	ABENDESSEN	SNACKS
kcal	kcal	kcal	kcal
			GETRÄNKE

GESAMTKALORIEN __________

5	6	7	8	9	10	11	12	13	14	15	17	18	19	20	21	22

(F) FRÜHSTÜCK   (M) MITTAGESSEN   (A) ABENDESSEN   (S) SNACKS

SPORT-BEWEGUNG-FITNESS	SETS-STRECKE	DAUER

SCHRITTE __________   ⌀ HERZFREQUENZ __________

STRECKE __________   GEWICHT __________

ETAGEN __________   SCHLAFDAUER __________

ZUFRIEDEN   GEMÜTSZUSTAND

TAG 85 DATUM ____________

FRÜHSTÜCK	MITTAGESSEN	ABENDESSEN	SNACKS
kcal	kcal	kcal	kcal
			GETRÄNKE

GESAMTKALORIEN ____________

5	6	7	8	9	10	11	12	13	14	15	17	18	19	20	21	22

(F) FRÜHSTÜCK (M) MITTAGESSEN (A) ABENDESSEN (S) SNACKS

SPORT-BEWEGUNG-FITNESS	SETS-STRECKE	DAUER

SCHRITTE ____________   Ø HERZFREQUENZ ____________

STRECKE ____________   GEWICHT ____________

ETAGEN ____________   SCHLAFDAUER ____________

ZUFRIEDEN

GEMÜTSZUSTAND

TAG 86   DATUM ____________

FRÜHSTÜCK	MITTAGESSEN	ABENDESSEN	SNACKS
kcal	kcal	kcal	kcal
			GETRÄNKE

GESAMTKALORIEN ____________

5	6	7	8	9	10	11	12	13	14	15	17	18	19	20	21	22

(F) FRÜHSTÜCK   (M) MITTAGESSEN   (A) ABENDESSEN   (S) SNACKS

SPORT-BEWEGUNG-FITNESS	SETS-STRECKE	DAUER

SCHRITTE ____________   Ø HERZFREQUENZ ____________

STRECKE ____________   GEWICHT ____________

ETAGEN ____________   SCHLAFDAUER ____________

ZUFRIEDEN

GEMÜTSZUSTAND

TAG 87   DATUM __________

FRÜHSTÜCK	MITTAGESSEN	ABENDESSEN	SNACKS
kcal	kcal	kcal	kcal
			GETRÄNKE

GESAMTKALORIEN __________

5	6	7	8	9	10	11	12	13	14	15	17	18	19	20	21	22

Ⓕ FRÜHSTÜCK   Ⓜ MITTAGESSEN   Ⓐ ABENDESSEN   Ⓢ SNACKS

SPORT-BEWEGUNG-FITNESS	SETS-STRECKE	DAUER

SCHRITTE __________   ♥ ØHERZFREQUENZ __________

STRECKE __________   GEWICHT __________

ETAGEN __________   Zᶻᶻ SCHLAFDAUER __________

ZUFRIEDEN

👍 👎

GEMÜTSZUSTAND

😊 😃 😎 😛 😝 😣 ☹ 😫

<table>
<tr><td colspan="2" align="center">TAG 88</td><td colspan="2">DATUM __________</td></tr>
</table>

FRÜHSTÜCK	MITTAGESSEN	ABENDESSEN	SNACKS
kcal	kcal	kcal	kcal
			GETRÄNKE

GESAMTKALORIEN __________

5	6	7	8	9	10	11	12	13	14	15	17	18	19	20	21	22

(F) FRÜHSTÜCK (M) MITTAGESSEN (A) ABENDESSEN (S) SNACKS

SPORT-BEWEGUNG-FITNESS	SETS-STRECKE	DAUER

SCHRITTE __________   Ø HERZFREQUENZ __________

STRECKE __________   GEWICHT __________

ETAGEN __________   SCHLAFDAUER __________

ZUFRIEDEN

GEMÜTSZUSTAND

TAG 89   DATUM __________

FRÜHSTÜCK	MITTAGESSEN	ABENDESSEN	SNACKS
kcal	kcal	kcal	kcal
			GETRÄNKE

GESAMTKALORIEN __________

5	6	7	8	9	10	11	12	13	14	15	17	18	19	20	21	22

(F) FRÜHSTÜCK   (M) MITTAGESSEN   (A) ABENDESSEN   (S) SNACKS

SPORT-BEWEGUNG-FITNESS	SETS-STRECKE	DAUER

👣 SCHRITTE __________   ♥ Ø HERZFREQUENZ __________

📍 STRECKE __________   ⚖ GEWICHT __________

ETAGEN __________   Z^z SCHLAFDAUER __________

ZUFRIEDEN

👍 👎

GEMÜTSZUSTAND

🙂 😀 😎 😁 😛 😣 ☹ 😣

TAG 90   DATUM __________

FRÜHSTÜCK	MITTAGESSEN	ABENDESSEN	SNACKS
kcal	kcal	kcal	kcal
			GETRÄNKE

GESAMTKALORIEN __________

5	6	7	8	9	10	11	12	13	14	15	17	18	19	20	21	22

(F) FRÜHSTÜCK   (M) MITTAGESSEN   (A) ABENDESSEN   (S) SNACKS

SPORT-BEWEGUNG-FITNESS	SETS-STRECKE	DAUER

SCHRITTE __________   ∅ HERZFREQUENZ __________

STRECKE __________   GEWICHT __________

ETAGEN __________   SCHLAFDAUER __________

ZUFRIEDEN

GEMÜTSZUSTAND

NOTIZEN

NOTIZEN

NOTIZEN

NOTIZEN

NOTIZEN

NOTIZEN

NOTIZEN

NOTIZEN

NOTIZEN

NOTIZEN

www.ingramcontent.com/pod-product-compliance
Lightning Source LLC
Chambersburg PA
CBHW070735250726
48662CB00004B/1551